NOUVELLES RECHERCHES

SUR

LA VÉRITABLE ORIGINE DU VIRUS-VACCIN

PAR

M. LE PROFESSEUR DEPAUL

Membre de l'Académie de médecine

———— ❦ ————

PARIS

TYPOGRAPHIE DE HENRI PLON,

IMPRIMEUR DE L'EMPEREUR,

RUE GARANCIÈRE, 8.

—

1863

NOUVELLES RECHERCHES

SUR

LA VÉRITABLE ORIGINE DU VIRUS-VACCIN.

L'Académie n'a pas oublié, j'espère, avec quelle persévérance je poursuis depuis quelques années l'étude et l'origine de ce qu'on appelle le virus-vaccin. C'est une question du plus haut intérêt non-seulement au point de vue scientifique, mais encore au point de vue humanitaire. Aussi suis-je loin de regretter le temps que j'ai consacré à cet important sujet.

Déjà en 1860, dans le rapport que j'eus l'honneur de vous lire sur les vaccinations pratiquées en France pendant l'année 1857, je vous disais : « Il est une particularité intéressante à plus d'un titre dans l'histoire de la vaccine, sur laquelle les auteurs qui ont le mieux étudié la matière ne sont pas d'accord ; je veux parler de l'origine première du virus-vaccin. Le cowpox est-il une maladie spontanée qui se développe chez la vache ? N'est-il, au contraire, lui-même que le résultat d'une inoculation fortuite des eaux aux jambes du cheval ? Ou bien encore, ces deux affections, parfaitement indépendantes l'une de l'autre, auraient-elles pour résultat la production d'un liquide qui, inoculé à l'homme, jouirait de la propriété de le préserver de la petite vérole ? En posant ces trois questions, je ne me dissimule pas que j'étonnerai beaucoup de personnes qui, comme moi sans doute, ont cru longtemps l'origine du vaccin parfaitement établie, et qui n'hésitent pas à la placer dans le cowpox, maladie spontanée de la vache. Toutefois, en étudiant avec soin cette partie de l'histoire de la médecine, il m'a semblé qu'une certaine obscurité l'enveloppait encore, et qu'il serait utile de se livrer à de nouvelles recherches. »

Puis, après vous avoir rappelé la plupart des expériences qui avaient été tentées depuis Jenner, expériences dont les résultats étaient souvent contradictoires, j'exposai devant vous celles que, de concert avec M. Leblanc, j'avais récemment instituées sur le même sujet, et je terminais en disant : « Que conclure, en dernière analyse, sur la véritable origine du virus-vaccin, après les résultats constamment négatifs des nouvelles expériences que nous venons de faire connaître? Sans croire la question définitivement jugée, je pense que jusqu'à nouvel ordre il est permis de supposer, ou bien que quelque erreur s'est glissée dans les faits qui sont contraires aux nôtres, ou bien que ce n'est pas dans la maladie connue sous le nom d'*eaux aux jambes* qu'il faut chercher le liquide qui engendre le vaccin. Dans tous les cas, le sujet dont je viens de m'occuper est plein d'intérêt, et je termine en faisant des vœux pour que mes efforts engagent d'autres expérimentateurs à poursuivre ces recherches. »

Plus tard (*voir* mon Rapport sur les vaccinations pratiquées en France pendant l'année 1861), entrant dans une voie qui avait déjà été tracée par Sacco, j'entrepris d'abord seul, puis en collaboration avec M. Rayer, plusieurs séries d'expériences sur l'inoculation du vaccin à diverses espèces animales.

Sacco, qui a consacré un chapitre à l'inoculation du vaccin, déclare avoir réussi sur les chevaux, les chiens, les veaux, les bœufs, les vaches, les brebis, les moutons, les cochons, et sur plusieurs autres animaux. Il fait connaître les conditions nécessaires, selon lui, pour faire réussir les expériences. Puis il s'étend longuement sur la *clavelée*, qu'il considère comme la petite vérole des moutons. Il raconte comment, avec du *claveau* conservé dans des tubes, il inocula six enfants, qui tous eurent des pustules qui suivirent la marche ordinaire de celles produites par le *vaccin*.

Avec le liquide fourni par les pustules qui avaient le claveau pour origine, le docteur Legni inocula plus de 300 enfants. Cent d'entre eux, qui se trouvèrent exposés à une épidémie de variole, ne furent pas atteints par la maladie.

En 1806, Sacco se trouvant dans les Alpes Apennines, eut occasion d'étudier la clavelée sur plusieurs troupeaux. Il inocula le *claveau* à d'autres moutons qui étaient sains, et produisit la maladie. Il remarque seulement qu'elle fut plus bénigne et d'une durée un peu plus courte, absolument, ajoute-t-il, comme on l'observe pour la variole inoculée à l'homme.

Après ces premiers résultats, il inocula d'autres moutons avec du *virus-vaccin*, et réussit complétement. Ces animaux, inoculés ensuite avec le produit de la *clavelée*, restèrent indemnes. Le même auteur raconte plusieurs autres expériences intéressantes que j'ai mentionnées dans le rapport précédemment cité, et toutes donnèrent les succès les plus concluants.

Mes expériences et celles que j'ai faites de concert avec M. Rayer se trouvent relatées avec tous leurs détails dans le même rapport. On peut y voir que j'ai inoculé le vaccin avec succès à trois chiens, à une vache, à un cheval, à une jeune brebis.

Je disais en terminant qu'il importait que la variole de l'homme fût inoculée aux animaux, et que si on réussissait dans ces tentatives, il faudrait recueillir du liquide dans les pustules obtenues et l'inoculer à des enfants non vaccinés.

Enfin, j'ajoutais que quand on aurait suffisamment expérimenté dans cette voie, on saurait positivement si la vaccine se transmet aux animaux, et si des animaux elle peut être transportée sur l'homme; si la variole de l'homme peut être inoculée aux animaux, et si, après avoir passé par eux, elle peut être reportée à l'espèce humaine avec des caractères de bénignité qu'elle n'avait pas avant; alors peut-être il deviendrait possible d'expliquer sans effort le mystère qui enveloppait encore l'origine première du *vaccin*.

Après cette courte revue rétrospective, qui m'a permis de préciser l'état de la question et de rappeler les efforts que j'ai faits pour la résoudre, je suis naturellement conduit à vous parler du point de départ du différend qui s'est élevé entre M. Bouley et moi.

C'était vers la fin de 1861.

M. Bousquet venait de faire son rapport sur le mémoire qui nous avait été adressé de Toulouse par M. Lafosse. Plusieurs d'entre nous prirent part à la discussion qui s'engagea, et ce fut alors que M. Bouley, après avoir reconnu que la maladie décrite n'était pas celle à laquelle on avait jusqu'alors attribué l'origine de la vaccine, développa cette singulière théorie, que plusieurs maladies du cheval différentes l'une de l'autre pouvaient donner naissance à la vaccine ; et il cita en particulier le javart de Sacco et l'affection inflammatoire gangréneuse signalée par Hertwig, et comparant la vache à une espèce de laboratoire, il trouva tout naturel qu'on pût admettre qu'elle eût la propriété de transformer en *vaccin* les liquides les plus divers.

Je ne pus dissimuler ma surprise en entendant un homme d'un esprit aussi élevé émettre de pareilles doctrines, et je me permis de les trouver en opposition avec ce que je savais de l'histoire des virus et avec les lois les mieux établies de la pathologie générale.

Après avoir protesté de toutes mes forces, je déclarai dès ce moment que pour moi la *vaccine* n'était que la *variole mitigée*, et je fis remarquer, en passant, que comme il y avait dans le voisinage de Rieumes une épidémie de variole, il était probable que la maladie des juments était de même nature et s'était développée sous la même influence. J'ajoutai que la variole du cheval inoculée à la vache donnerait probablement lieu à une variole modifiée, c'est-à-dire à la *vaccine;* que celle-ci, inoculée à l'homme, se reproduirait avec ses caractères. Que la clavelée n'était autre chose que la variole du mouton, et qu'elle avait probablement les mêmes propriétés que la variole du cheval. Que le véritable secret pour mitiger les effets de la variole chez l'homme consisterait à la faire passer préalablement par une autre espèce animale, et à la lui redonner ensuite par voie d'inoculation.

Après cette nouvelle étape dans la marche de la discussion, un temps d'arrêt eut lieu, et M. Bouley et moi eûmes le temps de fourbir nos armes et de nous préparer à un nouveau combat.

L'attaque vint de mon redoutable adversaire, et voici comment il l'engagea. Au début de la séance du 23 juin 1863, au moment où j'entrai dans la salle de nos séances, il me prit à part, et m'entraînant dans la bibliothèque, il me mit en face d'un jeune enfant à la mamelle, et sans autre préambule, il me demanda de me prononcer sur la nature de certains boutons qu'il portait sur la région supérieure et externe de chacun des bras. Il y en avait, je crois, trois de chaque côté, superposés et régulièrement placés , comme à la suite d'une inoculation. Ces boutons avaient d'ailleurs tous les caractères de ceux qui appartiennent à la vaccine arrivée au sixième ou au septième jour, et sans hésiter je déclarai à mon collègue que je ne doutais pas que les pustules qu'il me montrait ne fussent des pustules vaccinales. Ce fut aussi l'opinion de tous ceux qui les examinèrent.

Mais quand je désirai connaître le point de départ de cette éruption, M. Bouley refusa de me satisfaire; il ne voulut pas diminuer l'effet qu'il avait prémédité de produire , et qu'il réservait pour la séance académique. Je dus me résigner et attendre pendant plus d'une heure que la parole lui fût donnée. J'eus le temps de faire de nombreuses réflexions et de me demander si je n'étais pas tombé tête baissée dans quelque piége. Je dois dire cependant que mon inquiétude fut de courte durée. Je connaissais la loyauté de mon adversaire, je savais que, comme moi, il n'avait qu'un seul but, faire jaillir la lumière sur l'origine du vaccin, et arriver à la découverte de la vérité.

Enfin, le moment arriva où tout allait se dévoiler; M. Bouley fut appelé à la tribune, et annonça qu'il présentait à l'Académie un fait d'un caractère révolutionnaire; je cite ses paroles.

Il s'agit, dit-il, d'une inoculation de liquides pris dans les boutons d'une *éruption de vésicules* rosées sur les muqueuses labiale, linguale, gingivale et palatine d'un cheval, d'une stomatite aphtheuse, en un mot.

La stomatite a d'abord été communiquée involontairement à des chevaux d'une même écurie. M. Bouley a pu transmettre cette maladie à des chevaux en leur faisant mâchonner un bâton entouré d'étoupe imprégnée de la salive d'un cheval malade.

Mais ce qu'il y a de plus remarquable, c'est qu'il a pu inoculer par piqûre, sur la mamelle d'une vache, le liquide *des vésicules* aphtheuses du cheval, et qu'il a communiqué à la vache le *cowpox*. L'inoculation a été faite le 10 juin. Le 18, quatre piqûres sur cinq ont donné le cowpox.

Deux enfants ont été vaccinés avec ce nouveau vaccin. Sur l'un d'eux, il a pris. Des élèves d'Alfort ont été également

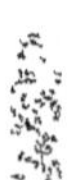

vaccinés. Sur trois, il y a eu une véritable éruption vaccinale. M. Bouley met l'enfant et les élèves sous les yeux de l'Académie. (*Bull. de l'Acad.*, séance du 23 juin 1863.)

Je pus enfin respirer ; ma théorie sur l'origine du vaccin n'était pas ébranlée ; bien au contraire, elle trouvait un nouvel appui dans le fait qui venait d'être présenté ; et ne pouvant prendre la parole sur une communication qui devait être complétée dans la séance suivante, je me contentai de la protestation que voici. Ce n'est pas, dis-je à M. Bouley, votre fait qui a un caractère révolutionnaire, mais bien l'interprétation erronée que vous lui donnez ! Et je priai M. le président de m'inscrire pour qu'il me fût permis d'essayer de le démontrer. C'est pour cela, Messieurs, que je suis à cette tribune.

Fidèle à sa promesse, notre collègue vint le mardi suivant (30 juin 1863. Voir le *Bull. de l'Acad.*) nous lire la relation de la maladie dont était atteint le cheval dont il nous avait parlé le mardi précédent, et nous faire connaître en détail les expériences qu'il avait faites. Voici le résumé fidèle de cette communication :

Un industriel de la rue des Amandiers-Popincourt avait récemment acheté un cheval. Il s'aperçut bientôt que cet animal était malade, et il le conduisit, le 10 juin au matin, à la consultation d'Alfort, pour savoir s'il n'était pas atteint d'une affection qui lui permit de le rendre à son vendeur.

Guidé par les renseignements qui lui étaient donnés, M. Bouley examina la cavité buccale, constata et fit constater aux élèves qui l'entouraient les faits suivants :

A la face interne des deux lèvres, à la face inférieure de la langue et sur son bord libre, à la face interne des joues, sur la muqueuse gingivale, dans le fond du canal où la langue est logée, notamment le long des conduits de Warthon et au niveau de leurs orifices, existaient une multitude infinie de petites *ampoules* de la grosseur moyenne d'un pois, les unes circulaires, les autres allongées, dont la teinte opaline rosée tranchait sur la couleur d'un rouge assez vif de la muqueuse qui leur servait de support. Ces *ampoules* ou *vésicules* étaient lisses à leur surface, sans aucune dépression. Elles avaient une apparence perlée ; sous

la pulpe des doigts, elles donnaient une sensation de tension
rénitente ; la pression provoquait de la douleur.

Confluentes par places, isolées sur d'autres, elles avaient partout le même aspect. L'épithélium gonflé était déchiré sur quelques-unes, et là on observait de petites plaies taillées à pic
comme avec un emporte-pièce. La surface de ces plaies était
rouge foncé et finement granu'euse. Une salive spumeuse
abondante remplissait la bouche et s'échappait par la commissure des lèvres. Nulle part ailleurs que dans la cavité buccale
on ne voyait de trace d'éruption. L'état général ne paraissait
pas grave.

La maladie fut inscrite sur le registre des consultations sous
le nom de *stomatite aphtheuse*. Un traitement simple fut prescrit.

Cette maladie est rare chez le cheval, dit M. Bouley, *et par
conséquent peu étudiée.* S'inspirant donc de l'analogie qu'elle
présentait avec la stomatite aphtheuse des bêtes bovines, il
pensa qu'elle pourrait comme celle-ci être contagieuse, et il re-
commanda que le cheval fût isolé.

Le lendemain, il fut admis à l'infirmerie d'Alfort et confié
selon l'usage à un élève de quatrième année. Rien de nouveau
ne fut observé, la santé générale était toujours bonne.

La veille, M. Bouley avait fait inoculer à une vache de six ans
du liquide contenu dans les *vésicules* de la bouche. Une lancette
neuve servit à faire cinq inoculatious sur les trayons gauches.

Le 11, le 12 et le 13, rien qu'un petit point rouge très-cir-
conscrit à l'endroit des piqûres.

Le 14, rougeur un peu plus accusée.

Les jours suivants, une véritable éruption se déclare, et le 17
le relief des points inoculés est tout à fait marqué. Une véritable pustule s'est développée à l'endroit de la piqûre, une petite
croûte brunâtre occupant le centre de la dépression. Autour de
ce point central déprimé, un anneau formant relief d'une couleur jaune clair, avec nuance opaline. Autour de cet anneau
une auréole rouge.

M. le docteur Marchand et M. Bouley reconnurent tous les
caractères du véritable *cowpox*.

Ce même jour 17, M. Marchand inocula deux enfants de onze
à douze mois avec du liquide pris sur la vache. Sur l'un, l'ino-

culation fut sans résultat ; sur l'autre, au contraire, elle donna lieu au développement de belles pustules vaccinales, et c'est précisément celui qui m'avait été montré à l'Académie.

Le lendemain, les pustules de la vache s'étaient encore développées, et on y prit du liquide pour inoculer quinze élèves qui tous avaient déjà été vaccinés. Sur quatre seulement il y eut développement de ce que M. Rayer appelle pustules de vaccinelle ; les autres n'eurent rien.

Le 20, une des pustules de la vache étant encore très-belle, M. Bouley y puisa du liquide et inocula un cheval, qui présentait au bout du nez une tache de ladre ; trois piqûres furent faites sur ce point.

Pendant cinq jours, petits points rouges imperceptibles. Le cinquième, ces points s'étendent, et bientôt se développent des pustules vaccinales plus belles encore que celles qui avaient été observées sur la vache.

Pendant le séjour que fit le premier cheval à Alfort, un autre animal qu'on avait à dessein laissé à côté de lui contracta la maladie. Il en fut de même de deux chevaux qui étaient ses voisins dans l'écurie de M. Mauny, son maître.

Voilà les points saillants de cette observation. Je ne dois pas oublier de dire que le 28 juin M. Bouley fit voir ce cheval à MM. Rayer, Leblanc et Vatel. Une petite *ampoule*, grosse comme un pois, existait en arrière de la commissure des lèvres. Ailleurs, il y avait des taches blanchâtres, et çà et là de petites plaies circulaires. Partout ailleurs la muqueuse avait repris son état normal. L'examen de la surface du corps ne fit pas reconnaître d'éruption en dehors de la bouche ; *peut-être, cependant, quelques vésicules s'étaient-elles formées sur la peau des lèvres et du bout du nez, où l'on a constaté la présence de petits points lenticulaires dépilés.* Mais, ajoute M. Bouley, sur ce point la question est restée douteuse.

Sur un autre cheval voisin du premier qui avait contracté l'éruption de la cavité buccale, on constata dans cette visite que *deux vésicules* de la bouche qui étaient encore visibles, étaient aplaties et d'apparence ombiliquée. A côté, était une plaie circulaire taillée à pic.

Sur un troisième cheval, quelques traces d'éruption sans signification, dit M. Bouley, restaient dans la bouche, et au bout du nez une place lenticulaire dépilée avec une petite croûte adhérente au centre.

En terminant la relation des faits qui précèdent, M. Bouley a cru devoir la faire suivre de quelques courtes réflexions qui témoignent trop bien de ses préoccupations et de ses convictions du moment pour qu'il ne soit pas de mon devoir de les reproduire textuellement. Elles me sont d'ailleurs directement adressées, et elles ont trop l'air d'une réponse victorieuse au reproche que je lui avais adressé dans une autre circonstance que j'ai précédemment relatée, pour qu'il me soit possible de les passer sous silence.

Voici les paroles de M. Bouley :

« Dans la discussion à laquelle a donné lieu la très-intéressante communication de mon collègue de Toulouse M. Lafosse, j'avais dit à cette tribune qu'il serait possible que différentes maladies du cheval produisissent le développement du cowpox sur la vache ; que cela semblait ressortir de tout ce qui avait été écrit et tenté sur ce sujet par des auteurs très-autorisés, tels que Jenner, Sacco, Herwigt, et en dernier lieu par M. Lafosse. Cette opinion, que je n'émettais que sous la forme d'un doute, fut repoussée par M. Depaul avec la vivacité méridionale qu'il met d'habitude dans son argumentation. Il ne me dit pas que ma manière de voir était absurde, M. Depaul est trop bien élevé et trop bon collègue pour aller jusque-là, mais je crois que sans rien dire, ou, pour mieux m'exprimer, sans trop dire, il n'en pensait pas moins.

» Je me tins coi alors, ne pouvant invoquer que des textes dont la lecture avait fait naître en moi la pensée de la pluralité possible des sources équines du *cowpox*. Mais tout en me taisant, j'arrêtai le dessein de chercher à éclairer la question par l'expérimentation toutes les fois que l'occasion s'en présenterait. Voilà pourquoi, Messieurs, la stomatite du cheval a été inoculée à la vache.

» Je crois que pour le moment le résultat si inattendu de cette expérience, loin d'éclairer la question, l'embrouille un peu plus ; mais un jour viendra où la lumière dissipera toutes ces obscurités.

» Dans tous les cas, un fait doit demeurer incontestable aujourd'hui, après les expériences de Toulouse et celle d'Alfort, c'est que le cheval est vaccinogère, comme le génie de Jenner l'avait si merveilleusement pressenti. N'y a-t-il qu'une seule de ses maladies à formes diversifiées qui soit la source du cowpox, ou y en a-t-il plusieurs? Question à résoudre. Mais j'ai volontiers la faiblesse de faire l'aveu en terminant que, pour répondre à l'argumentation de M. Depaul, je ne suis pas absolument fâché d'ajouter une maladie nouvelle au *grease* et au *sore-heels* de Jenner, au *javart* de Sacco, à l'*affection furonculeuse* de Herwigt, à la maladie pustuleuse de M. Lafosse, qui toutes sont réputées et quelques-unes démontrées expérimentalement pouvoir donner naissance au cowpox par inoculation. »

Voilà, Messieurs, quelles étaient les croyances de M. Bouley sur l'origine du vaccin, et voilà ce qu'elles sont demeurées jusqu'à ce qu'il m'ait fourni l'occasion de lui démontrer à Alfort même que ce qu'il avait pris pour de *simples aphthes à la bouche* était une maladie éruptive généralisée, de forme pustuleuse, ayant tous les caractères de la variole. C'était, en un mot, la confirmation de ce que j'avais dit à une autre époque à l'Académie.

Mais M. Bouley ne se rend pas sans de bonnes preuves, et il a raison. Aussi résista-t-il d'abord, et me fallut-il un temps assez long pour lui bien faire voir que nous avions bien sous les yeux une épidémie d'une affection pustuleuse généralisée, que moi dès le principe j'avais déclarée être la variole. Ma première visite à Alfort est du vendredi 17 juillet, et ce n'est que près d'un mois après, le 9 août, qu'il m'écrit qu'il est de mon avis, et que désormais nous n'aurions plus à discuter sur le point jusqu'alors en litige. Entre ces deux dates, que je précise à dessein, je m'étais rendu plusieurs fois à la clinique de mon collègue, j'y avais examiné plusieurs malades nouveaux, et toujours j'avais fait voir que l'éruption caractéristique était généralisée. Tantôt on me disait que les boutons que je montrais sur les jambes ou sur d'autres parties du corps ne signifiaient rien, qu'ils étaient de simples boutons de *chaleur* comme on en voit souvent sur les animaux de cette espèce, que l'animal atteint de maladie aphtheuse s'était mordu, s'était gratté, et qu'il s'était simplement inoculé de cette façon la maladie buccale. Je répondais en suppliant M. Bouley de s'abstenir pour le moment de toute interprétation, et de se contenter de constater les caractères et la généralisation de la maladie. J'étais bien sûr qu'un esprit aussi clairvoyant que le sien finirait par se rendre, et que, quoi qu'il pût en coûter à son amour-propre, il serait le premier à proclamer la vérité. Aussi la déclaration contenue dans sa lettre ne m'étonna-t-elle pas, et j'avoue que j'étais très-heureux d'avoir ramené à mes idées un tel contradicteur.

Depuis le 9 août, je revins encore un certain nombre de fois à Alfort, appelé tantôt par des lettres personnelles de M. Bouley, tantôt par des lettres qu'il me faisait écrire par ses élèves. En voici une qui prouvera sans réplique quelle action j'ai exercée sur la conversion qui s'était opérée dans les idées de M. Bouley : « M. Bouley, d'Alfort, me charge de vous prévenir qu'il a en ce moment un cheval atteint d'*éruption varioleuse* aux membres antérieurs simulant les eaux aux jambes. Pensant que vous seriez désireux de voir cette affection, il m'a prié de vous en informer, afin que vous puissiez l'étudier pendant qu'elle présente encore un caractère bien tranché et n'a pas été modifiée par les frottements ou autres actions extérieures. » On le voit, j'avais transformé la maladie aphtheuse en une maladie d'une tout autre nature, et maître et élèves étaient alors de mon avis.

Ici se place un incident que je ne puis me dispenser de relater, car il est encore de nature à bien préciser les positions respectives qui appartiennent à M. Bouley et à moi dans ce débat.

J'avais dû borner à ce qui précède la première partie de ma communication à l'Académie, l'ordre du jour ne m'ayant pas permis de garder plus longtemps la parole, qui me fut réservée pour la séance suivante.

Deux jours après, je reçus de M. Bouley la lettre suivante :

« Mon cher collègue et ami,

» Je viens réclamer de vous un service, et vous pressentez sans doute quel il est : c'est de me laisser mardi prochain prendre la parole avant vous, pour faire en quelques pages l'exposition des faits encore inédits qui se sont présentés à Alfort cet été, et dont je vous ai rendu témoin. Ces faits, vous ne les connaissez que par moi ; je vous ai convié à les observer, parce que cela me paraissait loyal de vous fournir tous les éléments propres à vous éclairer sur une question à propos de laquelle l'accord n'existait pas entre nous. Mais tant que je ne les ai pas moi-même fait connaître, il ne me paraît pas possible que personne ait le droit de les porter à la tribune de l'Académie.

» En critiquant mardi, comme vous l'avez fait, la première communication que j'avais produite devant l'Académie, vous étiez dans votre droit absolu, puisque cette communication était devenue publique. Permettez-moi de vous dire cependant, mon cher ami, que vous auriez pu vous dispenser de cette critique, et me laisser la possibilité de la faire moi-même, puisque vous saviez pertinemment qu'éclairé par les faits ultérieurs, j'étais revenu de ma première erreur. Mais enfin vous étiez dans votre droit strict, vous en avez usé. J'attendais peut-être de votre amitié et des communications inédites que je vous avais faites un procédé un peu moins vigoureux, mais si ce que vous avez fait est *sévère*, ce n'est pas injuste.

» Il n'en serait pas absolument de même de ce que vous annoncez vouloir faire ; vous voulez mettre à contribution, pour votre argumentation future, les faits que vous n'avez pu connaître que par moi, qui sont ma propriété, et cela avant que je les aie publiés. Il me semble que dans ce cas vous outre-passez les limites de votre droit. Que vous ayez pu avoir cette intention avant que j'aie formulé sur ce point une protestation, je le conçois, car mon silence vous était un acquiescement, et suivant l'aphorisme du droit, ce qui n'était pas défendu devait vous paraître licite ; mais du moment que je crois devoir faire sur ce point des réserves très-étroites, il ne me paraît pas possible que, loyal comme vous l'êtes, vous ne compreniez pas ma revendication légitime et n'y fassiez pas droit.

» Je ne vous demande pas du reste de me substituer à vous à la tribune pendant très-longtemps. La communication que je me propose de faire ne doit pas durer vingt minutes. Elle est rédigée, et douze pages de mon écriture suffisent pour la formuler. A un peu plus d'une minute par page, cela ne dépassera pas certainement le temps que je viens de vous fixer. J'ai esquissé à grands traits l'événement pathologique dont je vous ai rendu témoin, et j'en tire les conclusions qui me paraissent en sortir, lesquelles, soit dit entre nous, ne sont pas d'accord avec celles que vous avez fait pressentir en donnant connaissance de votre programme. Vous aurez donc toute liberté de me critiquer, une fois cette communication faite, et d'interpréter à votre point de vue les faits que je vous ai mis à même d'observer.

» En suivant cette marche que je vous propose, nous suivrons une marche logique ; la loi du *suum cuique* sera rigoureusement observée, et la discussion aura une base certaine. Réfléchissez, mon cher ami, aux observations que je vous soumets, pesez-les dans votre conscience, et je demeure convaincu que vous ferez droit à ma réclamation.

» J'ai préféré faire cette démarche auprès de vous, plutôt que de m'adresser à l'Académie dans la prochaine séance, à l'occasion du procès-verbal, comme j'en avais d'abord eu l'intention au sortir de la dernière séance, je vous l'avoue. Mais j'ai réfléchi que puisqu'il s'agissait d'une question de loyale confraternité, c'était vous seul qui deviez la résoudre.

» Poser cette question dans ces termes à un homme comme vous, c'est dire d'avance comment elle sera décidée.

» Croyez, etc. »

Voici ce que je m'empressai de répondre le jour même où je reçus la lettre de mon collègue :

« Mon cher Bouley,

» Vous vous êtes singulièrement mépris sur mes intentions. Je n'avais pas le projet de publier vos observations, et je l'ai déclaré à l'Académie mardi dernier ; je sais que vous seul avez ce droit, et d'ailleurs comment l'aurais-je fait ? Vous savez bien que je n'ai pas assisté à vos inoculations et qu'il n'y a que vous qui puissiez en rendre compte.

» Mais vous devez savoir aussi que sous un certain rapport, pour moi c'est le plus important, mes visites à Alfort, sollicitées par une bienveillance dont je vous sais gré et qui témoigne du désir sincère que vous aviez d'arriver à la vérité, n'ont pas été inutiles.

» Vous vous étiez évidemment trompé sur la nature de la maladie dont était atteint le cheval qui a fait l'objet de votre communication à l'Académie; je vous l'avais fait observer séance tenante, mais je ne vous avais pas convaincu.

» De nouveaux faits, *semblables* selon vous, se sont présentés à votre clinique, et vous m'avez convié à les voir ; qu'est-il arrivé? C'est que moi, qui avais déjà des faits et une conviction, j'ai découvert sur vos malades des lésions qui vous avaient échappé et que je savais devoir exister. Vous avez d'abord résisté, et ce n'est qu'à notre troisième ou quatrième séance qu'avec la loyauté qui vous caractérise, vous avez reconnu que les lésions de la bouche ne constituaient que la minime partie de celles qui étaient répandues sur toute la surface cutanée. (Ai-je besoin de vous rappeler l'expérience du rasoir?) Vous avez mieux fait, vous m'avez écrit que vous étiez de mon avis et que nous n'aurions plus à discuter.

» Mon intervention dans l'épizootie varioleuse d'Alfort a eu un autre résultat, c'est d'appeler votre attention sur la transmission de la maladie par *simple contagion*, alors que vous ne vouliez voir que des inoculations fortuites. Rappelez-vous nos visites dans vos écuries, et surtout celle que nous fîmes ensemble chez le nourrisseur voisin de l'Ecole.

» Voilà seulement, mon cher ami, ce que j'avais l'intention de dire à l'Académie ; mais vous paraissez avoir un si grand désir de parler avant moi sur ces questions, que je suis très-disposé à vous céder pour mardi les quinze minutes que vous me demandez.

» Vous me permettrez cependant d'y mettre quelques conditions :

» 1° Que vous voudrez bien vous borner à la communication de vos observations et faire connaître vous-même la part qui me revient dans l'observation et l'interprétation des faits.

» 2° Que j'annoncerai moi-même à l'Académie que je vous cède mon tour de parole, non comme un droit qui vous est dû, mais comme un témoignage du désir que j'ai d'être agréable à un collègue que j'aime et que j'estime.

» 3° Que je déposerai au début de la séance, sous pli cacheté, sur le bureau de l'Académie, les conclusions de la communication que je me propose de continuer.

» Veuillez me faire savoir par un mot si vous acceptez, et s'il en est ainsi, je déclarerai moi-même, au début de la séance, que je vous cède la parole pour les quelques instants que vous réclamez.

» De cette façon-là, mon cher Bouley, le *suum cuique* que vous invoquez sera rigoureusement observé, et j'aurai le plaisir d'avoir fait quelque chose qui vous soit agréable.

» Entre gens de notre caractère, les dissidences scientifiques ne troubleront jamais les bonnes relations, et je suis toujours, etc. »

La réponse de M. Bouley ne se fit pas attendre ; dès le lendemain il m'écrivit en ces termes :

« Je commence par vous remercier très-cordialement de la concession que vous voulez bien me faire ; je n'attendais pas moins de votre délicatesse habituelle.

» J'accepte toutes vos conditions d'autant plus facilement qu'avant que vous me les ayez fait connaître, je les avais déjà exécutées *sponte mea*. La note que je vais pouvoir lire mardi à l'Académie était déjà rédigée mardi dernier, et je m'étais fait un devoir de vous y attribuer la part qui vous revient très-légitimement dans la production de la lumière qui va jaillir des faits que des chances bien inattendues ont mis sous nos yeux à Alfort. Vous pouvez donc être bien certain d'avance que justice sera par moi pleinement rendue à votre perspicacité.

» Quant aux idées que ces faits ont pu vous suggérer sur la nature du vaccin, vous m'avouerez qu'il me serait assez difficile de les divulguer, car sur ce point vous vous êtes montré toujours assez étroitement boutonné.

» Cela n'est pas un reproche que je prétends vous faire, bien entendu ; je conçois très-bien que vous vous soyez montré réservé jusqu'à ce que votre conviction fût complétement mûrie par l'observation.

» Quoi qu'il en soit, je ne trouve rien à objecter au dépôt du pli cacheté dont vous me parlez. Mais je n'imagine pas que nous tombions parfaitement d'accord sur l'interprétation des faits, si j'en juge par ce que votre commencement de communication me permet de pressentir. Du reste , je ne demande pas mieux que de me convertir ; mais il me faut de bien bonnes raisons...

» A mardi donc, etc. »

C'est en vertu de cette convention amiable que vous venez d'entendre la nouvelle communication de M. Bouley , et je me réjouis de l'avoir laissé parler , car par cette concession j'ai repris toute ma liberté, et maintenant que j'ai mes coudées franches, je vais pouvoir dire des faits d'Alfort tout ce que j'en pense ; mais avant, qu'il me soit permis de revenir sur le mémoire de M. Lafosse, que mon collègue semble ne connaître que d'une manière incomplète. Il paraît croire que tout se borne à l'unique malade dont le savant vétérinaire de Toulouse nous a transmis l'observation. Il n'en est rien cependant.

L'Académie n'aura pas oublié que M. Lafosse a eu un collaborateur. Je veux parler de M. Sarrans (de Rieumes), qui nous a donné la description de ce qu'il avait observé de son côté sur plus de cent juments , et cela dans l'espace de trois semaines. Je suis heureux de trouver ici l'occasion de rendre justice à l'excellent esprit d'observation dont il a fait preuve.

M. Sarrans n'a pas laissé échapper ce fait important que parmi les juments observées par lui, tantôt la maladie avait été le résultat d'une véritable contagion directe , tantôt elle avait été engendrée par une influence épizootique.

La variété qu'il appelle spontanée s'annonçait par un mouvement fébrile qui persistait pendant toute la période d'éruption. Celle-ci consistait dans un engorgement des membres postérieurs, ne dépassant pas ordinairement les jarrets. Chez quelques sujets cependant il s'est étendu jusqu'aux mamelles. Il était douloureux, provoquait de la claudication , et s'accompagnait d'une rougeur évidente dans les points où la peau était dépourvue de pigment. *Sur les parties engorgées se dessinaient bientôt des boutons, sur lesquels les poils se hérissaient.*

Cette période durait trois, quatre ou cinq jours, après lesquels la fièvre disparaissait, l'appétit revenait, et les animaux reprenaient leurs allures normales.

La deuxième période, qu'il appelle d'*état ou de sécrétion*, était caractérisée par le hérissement des poils et par un suintement purulent et fétide au pli du paturôn. L'auteur a soin de faire remarquer que ce suintement était le résultat des frottements qui s'exerçaient dans cette région, dont l'épaisseur avait été augmentée par l'inflammation. L'écoulement durait sept ou huit jours, et pendant ce temps le membre se dégorgeait.

Alors commençait la troisième période, de *dessiccation et de desquamation*. Des croûtes se formaient sur les boutons, et au quinzième jour de l'invasion elles commençaient à se détacher, et laissaient à découvert de petites cicatrices. Cette période durait dix à douze jours ; de sorte qu'un mois environ après le début, la guérison était complète, et il ne restait plus que la raréfaction et le hérissement des poils.

Dans la variété que M. Sarrans appelle *par contagion*, ce qui dans son esprit veut évidemment dire *par inoculation*, il n'a observé d'autres différences qu'une fièvre d'invasion moins intense et même nulle dans quelques cas, des engorgements moins considérables. En un mot, la maladie a eu une marche plus rapide et a été beaucoup plus bénigne.

L'auteur fait remarquer que les pustules ne se sont pas montrées seulement sur la partie inférieure des membres postérieurs. Dans quelques cas, il les a vues s'étendre aux fesses, à la vulve, aux narines et aux lèvres; là, les boutons n'ont pas fourni de suintement comme aux membres, la sécrétion est restée sous-épidermique, la dessiccation y a été complète quinze jours après l'éruption, et après la chute des croûtes il est resté de petites cicatrices blanchâtres.

Quant à *l'étiologie*, voici les observations faites par M. Sarrans. Je le cite textuellement :

« Rien au printemps de 1860 n'etait modifié dans les conditions hygiéniques ordinaires des chevaux du canton de Rieumes. Ces chevaux, par leur constitution, sont loin d'être exposés aux engorgements et aux sécrétions purulentes des membres, si communs chez les solipèdes lymphatiques de l'ouest et du nord de la France. Ils sont doués, en effet, d'un tempérament sanguin, nerveux ; leur peau est fine; leur tissu cellulaire est rare et serré ; leurs membres sont secs et nerveux ; enfin tout en eux s'oppose à la production des maladies subordonnées à la prédominance des humeurs lymphatiques. Sans se prononcer d'une manière absolue, M. Sarrans incline à croire que la maladie est née sous une *influence épidémique qui se serait exercée sur l'homme et les animaux.* »

Dans les informations qu'il prit à ce sujet, il constata que dans les mois de mars, avril et mai 1860, la petite vérole avait sévi dans les communes de Saint-Araille et de Sénarens, canton du Fousseret ; qu'un sixième de la population avait été atteint, que plusieurs individus âgés n'avaient pas été épargnés et que deux malades avaient succombé. Il est bon de remarquer que les communes de Sénarens et de Saint-Araille, où régnait la petite vérole, sont limitrophes de celle de Montastruc, où a été atteinte la première jument frappée de l'épizootie.

Dès que cette coïncidence eut été signalée, on répandit le bruit que des vaches avaient eu aussi une affection des mamelles. Mais, d'après les informations prises, les vaches signalées n'auraient eu que de simples mammites. Avec ce que nous savons aujourd'hui, il est permis de soupçonner que ces faits, qui n'ont pas été observés par des hommes compétents, étaient des exemples d'une véritable éruption comme ceux que nous avons vus à Alfort.

M. Lafosse, qui a rapporté l'opinion de M. Sarrans, la considère comme une hypothèse qu'il ne rejette pas absolument, mais qu'il croit devoir être soumise à de nouvelles expériences.

Mais dans quelle proportion la maladie a-t-elle été produite par la seule influence épizootique ? Dans combien de cas faut-il en trouver la cause dans le résultat d'une inoculation fortuite ? D'après M. Sarrans, il faudrait attribuer à cette dernière circonstance la plupart des faits observés, puisque, d'après lui, sur cent bêtes, six seulement auraient vu la maladie se développer par la seule influence épizootique, tandis que toutes les autres auraient été soumises à une contagion directe. Il s'agit de juments qui toutes auraient été conduites à une station de remonte, et voici, d'après sa version, ce qui se serait passé.

C'est du 7 au 10 avril que les premiers cas furent constatés sur une jument de quatre ans et sur une autre de six.

Le 10 de ce mois, M. Sarrans s'étant absenté jusqu'au 16, il trouva à son retour 86 sujets nouveaux affectés de la maladie pustuleuse. Or, sur ce nombre, 80 avaient été présentés pendant son absence à des étalons, et, pour les rendre dociles, on leur avait appliqué *des entraves en corde*, qui avaient déjà servi à trois des juments malades. Il admet que ces entraves, qu'on avait négligé de nettoyer, ont pu servir à la propagation de la maladie.

J'ai déjà dit que ces entraves me paraissaient beaucoup trop contagieuses et qu'il était impossible d'accepter une pareille explication. En premier lieu, il n'a pas été démontré que les entraves fussent imprégnées du liquide virulent; ensuite, il faudrait admettre que toutes les juments auxquelles on les a appliquées avaient le bas des jambes écorché et préparé à rendre l'inoculation possible. Enfin, et ceci est encore plus concluant, en admettant la réalité des deux conditions que nous venons de mettre en doute, il est impossible d'oublier qu'une pareille inoculation aurait dû être suivie d'une période d'incubation, et on ne comprendrait pas, si les choses s'étaient passées comme l'admettent les deux savants vétérinaires, que six jours eussent suffi pour que la maladie eût pu se développer et offrir les caractères qui la rendaient facilement reconnaissable. Si à la rigueur cela est compréhensible pour les juments qui furent saillies pendant les trois premiers jours de l'absence de M. Sarrans, cela ne l'est plus pour celles qui ne le furent que dans les trois derniers.

Il m'a paru utile de rappeler ici tous ces détails, que j'ai déjà consignés dans mon dernier rapport sur la vaccine, parce qu'ils témoignent de la disposition d'esprit dans laquelle se trouvaient les vétérinaires de Toulouse relativement à la propagation de l'affection. Je viens de parler du rôle qu'on a fait jouer aux *entraves de corde ;* mais ce n'est pas tout : quand on trouvait des pustules sur les lèvres, on les expliquait par l'habitude qu'avaient les juments de se mordre les paturons malades, et si c'étaient des poulains, parce qu'ils avaient dû toucher leurs mères déjà atteintes. On verra bientôt que j'ai trouvé les mêmes idées chez les vétérinaires d'Alfort, et que je me suis efforcé d'en démontrer le peu de fondement.

Me voici donc conduit à parler de l'épizootie dont M. Bouley m'a rendu témoin. Je le ferai aussi brièvement que possible, laissant à mon collègue le soin de rapporter en détail les observations particulières. Je me propose seulement de tracer à grands traits son histoire générale.

Pour la caractériser dès le début, je dirai qu'elle appartient à la classe des maladies éruptives et qu'on lui distingue trois périodes bien tranchées :

1° *Période d'invasion*, signalée par un mouvement fébrile plus ou moins intense, presque nul lorsque l'affection était le résultat de l'inoculation, plus marqué lorsqu'elle était produite par simple contagion, et même alors peu considérable dans le plus grand nombre des cas. Sa durée était de trois jours environ. Au bout de ce temps commençait la seconde période.

2° *Période d'éruption*. Dans les cas qu'il m'a été donné d'observer chez le cheval, et j'en ai vu 15 environ, l'éruption s'est généralisée dès le début, toutes les fois que l'affection reconnaissait pour cause l'influence épizootique. J'ai toujours rencontré des pustules sur les divers points de la surface cutanée, depuis la tête jusqu'à la croupe et depuis les pieds jusqu'au ventre, souvent aussi sur les muqueuses de la bouche, des narines, de l'œil. Le nombre de ces pustules était souvent considérable, mais jamais je ne les ai vues portées à ce degré de confluence qu'on observe parfois dans l'espèce humaine. C'est vers les pieds et les muqueuses surtout qu'elles semblent se développer en plus grande abondance. Elles apparaissent aussi plus volontiers là où les poils sont rares et la peau fine.

Leur aspect n'est pas le même, selon qu'on les étudie sur la peau ou sur les membranes muqueuses, et dans le premier cas, selon qu'on les examine dans les poils ou sur les portions glabres du tégument.

Celles qu'on peut bien observer sur le paturon et mieux encore sur la peau de la tête, dans le voisinage des narines, offrent la marche et les apparences de celles que j'ai produites dans d'autres expériences relatées ailleurs, par l'inoculation au cheval du virus-vaccin. Au début, si la peau est blanche, on voit apparaître des points rouges, qui ne tardent pas à devenir un peu saillants et à prendre la forme de boutons qui bientôt s'aplatissent et s'ombiliquent au centre, et qui vers le septième ou le huitième jour ont acquis tout leur développement.

Ils ont alors dans les points que j'indique les dimensions d'une très-grosse lentille. Leur couleur est d'un blanc grisâtre. Ils forment une saillie notable au-dessus du niveau de la peau, et si on les pince entre les doigts, on sent qu'ils offrent une certaine résistance, une certaine dureté, qui s'étend à une portion de l'épaisseur du derme.

Si au contraire le pigment est noir, les pustules conservent la conformation générale que je viens de décrire ; mais il faut les regarder de près pour les reconnaître ; il faut se mettre au grand jour, celui des écuries ne suffisant pas ordinairement.

Leur structure est celle des pustules de la variole et de ce qu'on appelle pustules vaccinales : l'épiderme épaissi n'est pas complétement séparé du derme, il lui adhère surtout au centre. A la circonférence il y a de nombreux filaments qui paraissent former des cellules multiples. C'est ce qui devient facile à constater quand on les ouvre horizontalement avec la lame d'une lancette. Il suinte alors, mais en petite quantité, un liquide séreux, légèrement citrin et visqueux.

J'ai à peine besoin de dire que chez les animaux, comme chez l'homme, toutes les pustules n'offrent pas la régularité de celles que je viens de décrire. Quelques-unes sont plus petites, d'autres sont moins franchement ombiliquées ; il en est même qui cessent de l'être, le liquide sécrété ayant entièrement séparé l'épiderme : le bouton offre alors l'aspect d'une vésico-pustule. Toutes ces variétés sont parfaitement connues dans la variole de l'espèce humaine, et il est tout simple qu'on les retrouve dans celle des chevaux et aussi des autres animaux. Mais elles n'ont pas été bien comprises par les médecins vétérinaires ; elles ont jeté du vague et de l'obscurité dans leur esprit, et c'est certainement une des causes qui leur ont fait méconnaître la variole des animaux.

Il en est un autre qui a joué un rôle non moins important pour leur cacher la vérité, je veux parler de la présence de poils denses et serrés qui recouvrent la plus grande partie de la peau et qui cachent d'une manière presque absolue les pustules qui s'y développent ; celles-ci, d'ailleurs, acquièrent en ces points un volume beaucoup moins grand et un aspect moins régulier. Il suffit cependant d'examiner attentivement pour reconnaître leur présence. A la vue, on aperçoit comme de petits pinceaux de poils soulevés de distance en distance , et si on promène légèrement la pulpe des doigts sur ces parties , on sent manifestement une petite saillie , une petite dureté qui correspond à une pustule qu'il est facile de mettre à nu en coupant les poils seulement ; elle est moins développée, moins régulière, et cela se comprend sans peine , le cheval ayant en outre l'épiderme très-épais.

Ceci me conduit à donner quelques explications sur ce que j'ai appelé l'*épreuve du rasoir* dans la lettre que j'ai adressée à M. Bouley.

Dans une de mes visites à Alfort que je fis avec MM. Rayer et Blot, un cheval fut soumis à mon examen. Je m'aperçus bien vite que, comme chez les autres, l'éruption était généralisée , et comme je voulais la faire constater par MM. Bouley et Reynal , je les trouvai incrédules , M. Reynal surtout, qui prétendait qu'il n'y avait pas là de pustules , que c'étaient de simples boutons de chaleur, comme il les appelait, et qu'il suffisait qu'un cheval se grattât quelque part pour en voir se développer de semblables.

M. Reynal m'ayant offert pour établir la comparaison d'aller chercher un autre animal qui n'avait pas la maladie qui régnait alors à Alfort, j'acceptai sa proposition avec empressement, et alors chacun de nous rasa une des bêtes sur la croupe dans l'étendue d'une main environ ; moi, je me chargeai du cheval atteint de variole, et M. Reynal de celui qui ne l'avait pas. Sur la partie que je dépouillai de ses poils, je mis à nu une série de pustules , douze ou quinze environ ; quant à mon collègue, je reconnais qu'il fit l'opération beaucoup mieux que moi, mais ce fut pour nous montrer une peau nette et lisse, qui ne présentait ni pustule ni bouton d'aucune espèce. Je n'ai pas besoin d'invoquer les témoignages de MM. Rayer et Blot, celui de MM. Reynal et Bouley me suffit. Je crois même pouvoir dire que cette épreuve fit une grande impression sur l'esprit de ce dernier , et ne contribua pas peu à le ramener, en partie du moins, à mes idées.

Si maintenant je passe à l'étude des pustules qui se sont développées sur les muqueuses et qui avaient été prises pour des aphthes, nous allons voir qu'elles s'y sont montrées telles qu'elles devaient être pour celui qui a déjà eu occasion de les étudier dans l'espèce humaine sur les régions correspondantes. Mais je comprends qu'un médecin vétérinaire non prévenu, non préparé par des études antérieures, ait pu s'en laisser imposer par des apparences.

Nous qui avons de si fréquentes occasions d'étudier sur l'espèce humaine les éruptions varioleuses, nous avons depuis longtemps appris que les pustules de la bouche, que les pustules de la conjonctive, n'offraient pas le même aspect que celles de la peau, et en cherchant les causes de ces différences nous les avons facilement trouvées dans la finesse de l'épithélium et dans la mollesse du tissu muqueux. De ce que les boutons qui apparaissent dès le début sur la partie antérieure du voile du palais ont d'abord une forme légèrement acuminée, de ce qu'ils ne sont pas toujours régulièrement arrondis, de ce qu'ils prennent plus tard l'aspect de plaques gaufrées d'un blanc grisâtre ou légèrement jaunâtre, nous n'en concluons pas que ce ne sont pas des pustules varioliques; bien au contraire, ce sont là, en général, les premiers indices qui nous donnent la certitude de la nature de la maladie, qui parfois jusqu'alors était encore incertaine.

Quoi d'étonnant qu'il en soit de même chez les animaux? Il suffisait d'être un peu médecin pour le deviner. Qu'on se reporte à la description faite par M. Bouley lui-même d'après le spécimen offert par son premier malade. La plupart de ceux que nous avons vus depuis ensemble offraient des lésions de même espèce sur les muqueuses buccale ou nasale. Sur l'un d'eux, elles existaient en même temps sur la muqueuse palpébrale. Tantôt les pustules étaient intactes, souvent, au contraire, plusieurs étaient déchirées et laissaient voir au centre la muqueuse rouge et ulcérée. Cette altération des pustules s'explique facilement quand on se souvient que ces animaux, qui étaient généralement peu malades, continuaient à prendre un peu de nourriture. Or, cette nourriture se compose d'avoine, de foin ou de paille, c'est-à-dire de substances dures et bien capables de déchirer l'épithélium pendant la mastication.

3° *Période de dessiccation*. — Le neuvième, le dixième ou le onzième jour de l'éruption, le liquide, qui était devenu purulent, commençait à se dessécher, des croûtes adhérentes se formaient, qui tombaient généralement du quinzième au vingt-cinquième jour, entraînant avec elles une petite houppe de poils.

Je fais passer sous les yeux de l'Académie quelques-unes de ces croûtes que j'ai recueillies sur un des chevaux d'Alfort ; on verra qu'elles ont la plus grande analogie avec celles qui se détachent de la peau de l'homme à la suite de la variole.

A la place des croûtes restaient de petites cicatrices blanchâtres, même lorsque le pigment était noir. Ces cicatrices m'ont semblé peu profondes, mais je ne les ai pas suivies assez longtemps pour dire si elles persistent ou si elles s'effacent complétement avec le temps.

Voilà comment les choses m'ont paru se passer lorsque la maladie s'était développée *spontanément ou par simple infection*. Dans les cas où l'affection a été *inoculée* de la vache au cheval ou du cheval à un animal de la même espèce, des pustules de même nature se sont produites ; seulement elles n'ont paru, dans la plupart des cas, qu'aux points d'inoculation, et elles n'ont donné lieu qu'à très-peu ou à point de réaction générale.

J'ai pu étudier aussi l'épizootie régnante sur l'espèce bovine, mais le temps et les occasions ne m'ont pas permis de le faire d'une manière aussi complète que pour l'espèce chevaline. Voici toutefois ce qui ressort des remarques que j'ai faites.

Quand la maladie est inoculée du cheval à la vache ou de la vache à la vache, peu ou pas de phénomènes généraux ; apparition de pustules sur les pis, qui sont habituellement les points où se fait l'inoculation ; marche et développement de ces pustules comme dans le cowpox spontané.

La bénignité de la maladie m'a paru également fort grande, lorsqu'elle était due à l'infection, comme celle qui résulte de l'habitation dans la même étable ; je ne pourrais affirmer si dans les cas que j'ai vus il s'est produit des pustules ailleurs que sur les mamelles, mais la chose me paraît extrêmement probable, et je me propose bien de vérifier ce fait quand de nouvelles occasions se présenteront à moi.

Dans tous les cas, il ressort de tout ce qui s'est passé à Toulouse et à Alfort que la variole observée sur les vaches et les chevaux a constitué une maladie peu grave. En est-il toujours ainsi? Je n'oserais l'affirmer, en me souvenant combien sont variables sous ce rapport les épidémies qui sévissent sur l'espèce humaine.

Si je ne m'abuse, il me semble que je suis déjà bien près d'avoir démontré que la maladie que je viens de décrire dans les espèces bovine et chevaline n'est autre que la variole de l'homme : phénomènes généraux, apparence extérieure et structure intime des pustules, tout est pareil. Comme cette dernière, elle se communique par *infection* et par *inoculation*. Du cheval on la transplante sur la vache, de la vache on la reporte sur le cheval. De la vache on l'inocule à l'espèce humaine. Nul doute que du cheval on ne l'inoculât aussi à l'homme, quoique jusqu'à ce jour on n'ait pas encore osé tenter ces expériences, les solipèdes étant parfois atteints d'autres affections contagieuses graves, et la prudence commandant sous ce rapport une grande réserve.

D'un autre côté, *l'infection* s'exerce du cheval à la vache, de la vache au cheval, du cheval et de la vache à l'homme, et très-probablement aussi de celui-ci à ces animaux.

L'exemple le plus curieux et le plus concluant de cette transmission de la maladie par infection est celui qu'il m'a été donné d'observer chez un nourrisseur voisin de l'école d'Alfort. Cet homme possède 17 vaches toutes renfermées dans la même étable. M. Bouley en avait inoculé une avec le liquide fourni par les pustules d'un cheval. Le succès fut complet, ainsi que mon collègue me le fit constater. Dix à douze jours après, convaincu que j'étais que la maladie avait dû se propager, je demandais à faire une seconde visite chez le nourrisseur. A peine étions-nous chez lui et avant que nous eussions eu le temps de lui faire des questions, cet homme, fort intelligent d'ailleurs, s'adressant à **M. Bouley**, lui dit : Savez-vous, monsieur, qu'il s'est passé quelque chose de bien singulier sur mes vaches ! Vous n'en avez vacciné qu'une seule, et quelque temps après *toutes* les autres ont été atteintes de la maladie sur les pis et les mamelles, et séance tenante il nous fut facile de vérifier le fait. Ainsi 16 vaches avaient été *infectées* par celle qui avait été *inoculée*, et mes prévisions se trouvaient amplement réalisées.

Mais ce n'est pas tout, un cheval vivait dans cette étable, enfermé dans une case en planches, qui nous avait empêchés de le voir. Son maître, que je questionnai, me répondit que cet animal n'avait pas été malade et qu'il ne présentait aucun bouton ; sachant bien qu'il fallait y regarder de près pour ne pas être induit en erreur, je le fis conduire sur la rue à la lumière, et là, M. Bouley et moi, au grand étonnement du nourrisseur, constatâmes qu'il portait de *nombreuses pustules caractéristiques* sur diverses parties du corps.

Dans une autre circonstance, j'avais dit à mon collègue que, selon toutes les probabilités, quelques-uns des élèves qui soignaient les malades, et qui se trouvaient continuellement en rapport avec eux, seraient atteints de l'affection régnante ; c'est ce qui arriva pour l'un d'eux, qui me fut présenté quelque temps après ayant plusieurs pustules de variole sur la main et une très-marquée sur le front, entre les deux sourcils. Est-ce par infection ou par inoculation que le mal s'est communiqué ? Je n'oserais décider, car ce jeune homme avait une blessure au doigt, ainsi que vous l'a dit M. Bouley. Je ferai remarquer toutefois que les pustules de la main n'étaient pas sur la plaie, et que celle du front est bien de nature à inspirer quelques doutes. Les cas de transmission par infection sont d'ailleurs surabondamment prouvés ; en voici un dernier. Dans l'une des infirmeries de l'Ecole d'Alfort se trouvaient deux vaches et trois chevaux. Les deux vaches avaient été inoculées avec succès ; quelques jours après, soupçonnant toujours que la maladie avait dû s'étendre aux autres bêtes, je demandai à les examiner au grand jour, et je fis voir que deux chevaux avaient des pustules sur différentes parties du corps. Je n'en trouvai pas sur le troisième, qui était un animal très-vieux, et qui dut sans doute sa préservation à cette circonstance.

Quand je disais dans mon dernier rapport sur la vaccine qu'il suffisait d'admettre la théorie que je défends aujourd'hui pour dissiper toutes les obscurités qui régnaient sur l'origine du vaccin, et pour rendre clairs et précis tous les faits extraordinaires et inexplicables jusqu'alors, j'avais pressenti quelque chose de parfaitement vrai, et que les observations d'Alfort et de Toulouse, ainsi que vous l'a dit M. Bouley, ont mis en évidence.

Dans le cours des épizooties qui se sont produites, l'éruption pustuleuse s'est manifestée sur des animaux qui avaient déjà d'autres affections, le javart, par exemple, et cette circonstance explique facilement des erreurs anciennes et nouvelles commises par divers expérimentateurs ; on n'avait vu qu'une affection là où il y en avait deux parfaitement distinctes. Mais je dois appeler l'attention sur une autre particularité, c'est que les pustules de la variole chez le cheval apparaissent parfois en grande quantité sur le paturon, le boulet et le canon ; par suite, l'inflammation se propage au tissu cellulaire sous-cutané, et produit un engorgement qui augmente encore par les froissements d'une litière plus ou moins dure. Alors, dans une certaine mesure, il y a un ensemble qui simule les *eaux aux jambes*, ou ce que Jenner appelait le *sore-heels*.

Entre l'épizootie de Rieumes, dont j'ai pu étudier la relation qui en a été donnée par M. Sarrans, et celle d'Alfort, que la bienveillance de M. Bouley m'a permis d'observer, se sont placés d'autres faits qui n'ont pas été perdus pour moi et qui avaient achevé de porter la conviction dans mon esprit. Il y a environ dix-huit mois, à la suite d'une discussion académique dans laquelle j'avais développé la théorie que je défends encore aujourd'hui, un vétérinaire distingué que la mort a récemment enlevé, M. Pranger, m'écrivit qu'il pouvait me faire voir deux chevaux encore atteints de l'affection pustuleuse dont j'avais parlé. Je me rendis à son invitation et je constatai, en effet, deux cas de variole généralisée avec tous les caractères dont il a été précédemment question. Seulement la maladie était déjà parvenue à sa troisième période et trop ancienne pour qu'on pût tenter des expériences par inoculation.

Que faut-il donc encore pour convaincre les esprits les plus difficiles et leur fournir la preuve absolue de l'identité qui existe entre la variole de l'espèce humaine et l'affection pustuleuse observée sur plusieurs autres espèces animales ? Leur démontrer sans doute que la variole de l'homme s'inocule aux animaux, et qu'avec les pustules produites sur ceux-ci on redonne à l'homme l'éruption qu'on appelle vaccine, absolument comme si on avait pris le liquide des inoculations sur des pustules qui se seraient développées spontanément sur la vache ou le cheval. Or, c'est précisément ce qui a été fait déjà un grand nombre de fois avec succès....

Voici quelques-unes de ces expériences :

Dans un mémoire sur « la doctrine de la vaccine, » couronné par la Société médico-chirurgicale de Bologne, et publié en italien en 1846 par le docteur Louis Parola, on trouve quelques détails qui me paraissent intéressants à faire connaître. Je les cite sur la foi de cet auteur, n'ayant pu moi-même remonter aux sources.

Jenner, en 1789, aurait inoculé son fils avec du virus variolique provenant du *porc*. Le succès aurait été complet, quoique les pustules obtenues fussent petites, rondes et lentes à se développer ; car, par deux fois (en 1791 et 1792), il essaya de lui inoculer le virus d'une variole humaine confluente, mais sans obtenir aucun résultat. Ces expériences le confirmèrent dans l'opinion que la variole du porc, de l'homme ou de la vache, avaient une origine commune et identique, et qu'elles n'étaient que des variétés de la même maladie.

D'autres expériences faites par une Académie que le docteur Parola ne nomme pas auraient démontré que la variole humaine, inoculée au mouton, produisait la variole sur cet animal.

Gregory assure qu'en Angleterre on regardait comme identiques la variole du mouton et la vaccine.

Dans une lettre que Gérard (de Charlestown) a insérée en 1802 dans la *Bibliothèque italienne*, il raconte que, dans un moment où le vaccin manquait, on s'en procura en faisant traire une vache par un varioleux ; l'animal eut une éruption caractéristique, qui servit à faire ultérieurement des inoculations.

On lit dans les *Éphémérides physico-médicales de Milan* que le professeur Vibourg (de Danemark) était parvenu à inoculer la variole aux singes, aux chiens, aux porcs et aux chèvres, et qu'à l'École vétérinaire de Berlin, on s'était assuré que la variole de l'homme était inoculable à la vache.

Le docteur Parola raconte que lui-même avait pu, en 1832, inoculer le virus variolique sur le pis, la vulve et les oreilles de plusieurs vaches et génisses, ainsi que sur le scrotum de jeunes taureaux (6 vaches, 2 génisses et 2 taureaux). Dans six cas, il

se produisit vers le sixième jour de petites élevures papuli-
formes qui acquirent le volume d'un pois.

Ceely a vu, en 1840, dans un village d'Angleterre, alors que
douze individus y étaient atteints de la variole, 5 vaches sur 10
être affectés de *cowpox*. Il l'attribue à ce qu'elles avaient léché
la bourre du lit d'une femme morte de variole.

Le docteur Parola n'hésite pas à conclure que la vaccine et la
variole sont deux maladies identiques.

D'après J. Baron, c'est à tort que Jenner et d'autres ont cru
que c'était la matière des *eaux aux jambes* qui donnait le *cowpox*. Il pense qu'on a confondu avec cette affection une maladie
éruptive différente, qui vient aussi à d'autres parties du corps
du cheval, et qui n'est autre que la variole des chevaux, comme
le *cowpox* n'est que la variole des vaches.

Steinbrenner, dans son excellent *Traité sur la vaccine*, a ras-
semblé plusieurs autres expériences qui démontrent que l'inoculation de la variole humaine aux vaches est parfaitement démontrée.

Dans les premiers temps de la vaccine, le docteur Gassner, de
Günzburg (1807), a pratiqué cette inoculation sur 11 vaches, et
a obtenu de véritables pustules de *cowpox*. Avec du liquide puisé
dans ces dernières, il vaccina des enfants et obtint une très-
belle vaccine.

Le docteur Thielé (de Kassau), après avoir d'abord vainement
essayé d'inoculer le vaccin humain à la vache, raconte que dans
le cours d'une épidémie de variole qui attaqua beaucoup de
vaccinés et lui fit concevoir des doutes sur la puissance du vaccin dont il se servait, il fit inoculer, au printemps de 1836, le
virus de la variole à des vaches, et vit se produire des pustules
de cowpox dont il se servit pour donner à des enfants une vaccine tout à fait normale, mais avec des symptômes généraux
plus intenses. Il a continué depuis à vacciner avec ce virus, qui
avait passé, au moment où il écrivait, par soixante-quinze gé-
nérations, et s'était montré efficace sur plus de trois mille individus. Plus tard, pour éprouver la bonté du virus-vaccin ainsi
obtenu, il inocula le virus variolique à vingt et un de ces vaccinés, mais chez tous sans aucun succès. D'autres de ces vacci-

nés couchèrent avec des variolés, dans le même lit, sans être atteints de la variole.

Le docteur Thielé nous apprend qu'avant d'avoir réussi à donner le *cowpox* à la vache par des inoculations de variole humaine, il avait fait un certain nombre d'essais infructueux, et ce n'est qu'après avoir adopté certaines précautions, qu'il réussit encore plusieurs fois à inoculer la variole de l'homme aux vaches. Voici ces précautions rappelées par Steinbrenner :

1° Il faut que la vache soit âgée de quatre à six ans ; qu'elle ait nouvellement vêlé, et autant que possible qu'elle ait les trayons blancs ;

2° Il faut qu'on la tienne dans une étable dont la température soit constamment à 15 degrés Réaumur ;

3° Il faut raser les points où l'on veut faire les inoculations et choisir la région postérieure des pis, pour que l'animal ne puisse pas se lécher. Les incisions doivent être un peu plus profondes que chez l'homme, et on les recouvre avec un linge.

4° On se sert de virus pris immédiatement sur des pustules varioliques qui sont encore transparentes, nacrées, perlées, et dont le liquide est très-transparent ; ou, mieux encore, on se sert de ce liquide conservé pendant dix ou douze jours entre deux verres.

Cet auteur, convaincu par ses expériences de l'analogie entre le virus vaccinal et variolique, a proposé de mitiger ce dernier avec un peu de lait tiède, et de l'inoculer directement sans le faire passer par la vache.

Le docteur Ceely a également réussi à inoculer aux vaches le virus variolique humain.

Le 1er février 1839, il inocula du virus d'une variole discrète, pris le septième et le huitième jour à trois jeunes vaches, et en *vaccina* en même temps quatre autres. Il fit près de la lèvre gauche de la vulve sept piqûres. Le même jour, il inséra à la même vache deux fils chargés du même virus.

Le neuvième jour, il *vaccina* le même animal par sept piqûres sur la lèvre droite et par quatre sous cette lèvre. Le dixième jour après l'inoculation, l'une des piqûres de la lèvre gauche prit tout à fait la forme du *cowpox* naturel. Il chargea en ce point trente-huit lancettes et en employa une partie le lendemain pour vacciner des enfants et des adultes.

A dater de ce jour, les pustules venues sur les pipûres faites avec le virus variolique, ainsi que celles sur les piqûres faites avec du vaccin, suivirent la même marche, de manière que le sixième jour après l'inoculation *vaccinale* et le dix-septième après l'insertion du virus variolique, les cicatrices des deux inoculations se ressemblaient.

Le 5 février, la même expérience fut répétée sur une autre vache et donna les mêmes résultats. Du liquide fut pris le sixième, le huitième, le neuvième et le dixième jour sur les pustules et inoculé avec succès à des enfants.

Le docteur Reiter (de Munich) annonça en 1840 que dans l'espace de dix ans il avait cherché à inoculer le virus variolique à plus de cinquante vaches et toujours sans succès, mais qu'ayant eu connaissance de la méthode du docteur Thielé, il fit de nouvelles inoculations en suivant les précautions indiquées. par cet auteur, et que depuis ses inoculations furent suivies de succès.

Enfin, je me contenterai de mentionner la méthode du docteur Sunderland (de Barmen), qui fit grand bruit dans le monde médical, mais qui ne paraît pas avoir répondu aux espérances de son auteur.

Après tout ce qui précède, la démonstration me paraît aussi complète que possible, et, cependant, je ne veux pas attendre les objections qu'on ne manquera pas de me faire. J'aime mieux les aborder moi-même et y répondre dès à présent. Depuis Jenner jusqu'à nous, tous les médecins ont admis que la plus grande analogie existait entre la variole humaine et la vaccine. Mais à peu près tous se sont refusés à en reconnaître *l'identité* et ont considéré le virus-vaccin comme un virus spécial complétement indépendant. Voici les raisons qu'ils en ont données : Quand on inocule le virus varioleux, a-t-on dit, on donne lieu à des phénomènes généraux d'une intensité considérable et qui ne sont nullement en rapport avec ceux que produit le virus-vaccin. D'un autre côté, tandis que les pustules vaccinales se montrent exclusivement aux points d'inoculation, on observe au contraire une double éruption quand on s'est servi du virus varioleux ; d'abord des pustules qui apparaissent dès le troisième jour là où les piqûres ont été faites, puis vers le dixième, onzième ou douzième jour, et quelquefois un peu plus tard, une éruption variolique qui s'étend aux diverses parties du corps et qui est précédée par une réaction générale plus ou moins intense, éruption secondaire qui ferait, dit-on, courir de véritables dangers aux inoculés.

Tout en reconnaissant qu'il y a quelque chose de vrai dans les différences que je viens de rappeler, on va voir qu'on les a beaucoup exagérées et qu'on n'est pas suffisamment autorisé à fonder sur elles l'existence de deux virus. Je rappellerai d'abord que l'éruption vaccinale ne se limite pas toujours aux points d'insertion et que dans quelques cas, rares, j'en conviens, mais incontestables, elle se généralise vers le dixième ou le douzième jour en provoquant alors une fièvre plus ou moins accentuée. A toutes les époques, les praticiens un peu répandus en ont observé des exemples. J'en ai vu pour mon compte au moins cinq cas. Tout récemment M. Chonnaux-Dubisson (de Villers-Bocage) nous en a communiqué une des plus intéressantes que j'ai eu l'occasion d'analyser au sein de la commission de vaccine.

(Je mets sous les yeux de l'Académie le cadavre d'un enfant qui a succombé dans mon service à une affection étrangère à la vaccine et qui porte sur les bras les croûtes d'une éruption vaccinale due à une inoculation qui remonte à vingt-six jours. On peut voir en même temps sur toutes les parties de son corps un nombre considérable de pustules varioliques, parvenues à un degré beaucoup moins avancé, et dont la première apparition eut lieu dix-huit jours après l'inoculation vaccinale.) Je me hâte d'ajouter cependant que ce cas ne me paraît pas aussi concluant que plusieurs autres que j'ai vus, parce que la mère de cet enfant avait été atteinte de varioloïde deux jours après son accouchement. Mais il n'en est pas moins curieux à plusieurs autres points de vue.

D'un autre côté, il me semble qu'on s'est fait une idée très-inexacte des résultats de l'inoculation de la variole dans l'espèce humaine. J'ai attentivement étudié la plupart des écrits qui nous ont été laissés par les inoculateurs du siècle dernier. Un premier fait m'a frappé tout d'abord ; c'est que tandis qu'en

Angleterre l'inoculation avait été presque généralement adop-
tée, elle éprouva une vive opposition en France, et devint pendant longtemps l'objet de discussions passionnées dans lesquelles
les idées systématiques et préconçues l'emportèrent sur l'expérience, qui, comme en Angleterre cependant, parlait en faveur
de la nouvelle méthode.

Qu'on consulte les remarquables rapports de Petit, le traité
de Grandoger de Foigny, les mémoires de Hosty, de Ramby, de
la Condamine, de Chais, de Sutton, etc., etc., et on restera
convaincu que l'inoculation de la variole était une méthode
sûre et des plus simples, qui, dans l'immense majorité des cas,
ne donnait lieu à aucun accident de quelque gravité.

Cependant une réaction salutaire commençait à se faire, et
ce fut l'Ecole de médecine de Paris qui se mit courageusement
en avant. L'épidémie varioleuse de l'an VI avait causé d'affreux
ravages ; cédant à de pressantes sollicitations, le gouvernement
autorisa la création d'une clinique d'inoculation, et c'est dans la
maison nationale des femmes (hôpital de la Salpêtrière) qu'elle
fut instituée. Elle fut confiée au talent de Pinel et de Leroux,
qui, se mettant immédiatement à l'œuvre, firent des leçons pu-
bliques et exercèrent les élèves à la pratique de l'inoculation.
Dans un premier rapport publié par ces savants professeurs le
27 fructidor an VII, on trouve vingt observations détaillées,
et voici au point de vue des résultats et des dangers ce qu'elles
démontrent. Sur huit enfants, l'inoculation ne produisit aucun
effet ; il n'y eut ni éruption locale ni éruption générale. Sur
cinq, des pustules se montrèrent seulement aux points d'inoculation. Sur sept, il y eut vers le troisième jour l'éruption locale, et un peu plus tard une éruption générale insignifiante
et sans gravité. Ainsi, dans un cas, on compta dix-huit boutons
seulement sur le visage ; dans un autre, il y en eut sept à huit
sur tout le corps ; dans un troisième, trente, dont six sur le
visage ; dans les autres, quelques boutons seulement, ainsi que
le mentionnent les observations. Quant à l'état général, il de-
meura toujours excellent.

J'ai moi-même, il y a très-peu de temps, inoculé la variole à
un enfant de quelques jours. Le liquide m'a été fourni par une
pustule parvenue au cinquième jour de son évolution sur une

femme atteinte de varioloïde demi-confluente. Pendant dix jours, j'ai pu chaque matin étudier le résultat de mon inoculation et le comparer avec celui obtenu sur plusieurs autres enfants que j'avais inoculés avec du vaccin de l'Académie. J'ai rendu témoins de mon expérience plusieurs médecins et de nombreux élèves, et nous avons tous pu nous convaincre qu'il n'y avait eu aucune différence dans la marche et le développement des pustules. Il résulte d'informations que j'ai fait prendre depuis ce temps, que l'enfant auquel j'avais inoculé la variole n'a eu postérieurement aucune éruption générale.

Je tiens de notre éminent collègue M. Cloquet qu'il fut atteint spontanément de la petite vérole à l'âge de sept ans. L'éruption fut des plus confluentes et sa vie fut en danger. Son frère et ses deux sœurs furent inoculés avec du liquide pris dans un de ses boutons. Sur tous les trois il ne se développa que quelques boutons sur diverses parties du corps, et il ne survint aucun accident.

Ainsi, soit qu'on prenne ce qu'on appelle le virus-vaccin, soit qu'on inocule le virus varioleux, on peut être conduit à des résultats identiques, c'est-à-dire ne donner lieu qu'à une éruption locale, dans certains cas à une éruption qui se généralise plus ou moins dans quelques autres ; et c'est parce qu'avec le virus varioleux on verrait cette généralisation se produire plus fréquemment, c'est parce qu'il provoquerait une réaction générale plus intense, qu'on se croirait autorisé à reconnaître deux virus ! J'avoue que mon esprit se refuse à raisonner de la sorte; car, une fois sur cette pente, où faudrait-il s'arrêter ? Est-ce que toutes les épidémies de variole ont la même intensité ? Est-ce que tous les varioleux ont le même nombre de boutons ? Est-ce que la varioloïde a la même marche, la même durée, la même gravité que la variole? Qui donc a jamais songé à créer des virus spéciaux pour ces divers états? Que si on voulait s'appuyer sur ce qui a été fait depuis quelques années en matière de syphilis, je répondrai que l'exemple est bien mal choisi, car, sous ce rapport, il nous a été donné d'assister à un bien singulier spectacle.

Après avoir vécu pendant quelques années sous l'empire de lois qu'on disait immuables, il a fallu enfin ouvrir les yeux et se rendre à l'évidence de faits auxquels on n'avait plus rien à objecter. L'édifice habilement bâti s'écroulait de toutes parts, et on a cru en sauver quelques débris en créant de toutes pièces un second virus syphilitique. Vains efforts ; à mon sens, ce virus est une pure création de l'esprit, et sa viabilité est plus que douteuse. Mais je ne veux pas m'égarer sur un pareil terrain, et je reviens à ce qui fait l'objet de ce travail, c'est-à-dire à l'*identité* du virus-vaccin et du virus varioleux. Quoique je considère cette *identité* comme chose absolument démontrée, je pense que dans la pratique il faut se souvenir que la variole spontanée, et surtout *inoculée* des animaux, est plus douce et plus bénigne que celle de l'homme, et c'est sur eux qu'il faut continuer à prendre le liquide destiné à l'inoculation dans l'espèce humaine ; mais de tout ce qui précède il ressort un fait important, c'est qu'il est en notre pouvoir de produire à heure dite la variole de la vache ou du cheval, et par conséquent de fabriquer, en quelque sorte à volonté, le virus dont nous avons besoin pour conjurer la variole spontanée.

A une époque où les faits de transmission de syphilis par la vaccination ordinaire se sont suffisamment répétés pour inspirer de justes inquiétudes, ce ne sera pas une chose de peu d'importance que de pouvoir procéder par une autre voie qui fera disparaître ces dangers à peu près certainement.

Je ne me berce pas de l'espoir de ramener tous les esprits à mes convictions ; je sais qu'on ne se sépare pas facilement d'une idée qui a été longtemps acceptée. Mais je n'ai qu'une chose à demander à ceux qui ne se trouveront pas suffisamment éclairés, c'est de recommencer eux-mêmes les expériences et de juger, non pas comme le font certains théoriciens de cabinet, qui espèrent dissimuler leur incompétence par un ton d'assurance qui peut égarer un instant les indifférents, pour être bientôt jugé à sa juste valeur par les esprits un peu sérieux, mais en hommes qui cherchent la vérité et qui sont toujours prêts à rendre à chacun ce qui lui appartient.

Je m'attends aussi, maintenant que la voie est tracée, à entendre répéter qu'il n'y a rien de nouveau dans ce que j'ai consigné dans ce travail ; on dira que toutes ces idées se trouvent dans les écrits de Jenner ou de quelques auteurs qui l'ont suivi !

Je n'ai qu'une chose à répondre : c'est que j'attends la démonstration de pareilles allégations. Dans le cours de cette discussion, on m'a souvent parlé d'un mémoire de Loy, qui a été traduit de l'anglais par de Carro, et on a eu l'air de dire que ma théorie entière s'y trouvait. Je l'ai lu, et je puis affirmer qu'il n'en est rien. Cet auteur a admis qu'il y avait deux sortes de *grease*, qui diffèrent dans le pouvoir de donner la maladie aux hommes et aux animaux. Les chevaux qui la donnèrent à ceux qui les pansaient en étaient attaqués, selon lui, *localement* et *constitutionnellement*. Ils avaient eu au début des symptômes de fièvre dont ils furent soulagés dès que le mal parut aux talons et qu'ils eurent en même temps une éruption sur la peau. Ceux qui ne communiquèrent pas leur maladie n'avaient qu'une affection locale.

En somme, Loy a toujours pensé qu'il avait affaire au *grease*, et il ne paraît pas avoir songé un seul instant à la petite vérole, qu'il avait cependant bien réellement sous les yeux.

Après vous avoir dit ce qu'il faut penser de la maladie aphtheuse du cheval, il me reste, pour épuiser le programme que je me suis imposé, à vous parler de la maladie aphtheuse en général, telle qu'elle est comprise par les vétérinaires, et à vous montrer que l'erreur qu'ils ont commise à propos de l'espèce chevaline s'applique tout aussi bien à l'espèce bovine dont ils se sont surtout occupés, et probablement à plusieurs autres espèces dans lesquelles on l'a décrite.

Il est évident que les médecins vétérinaires se font des aphthes une tout autre idée que nous, et que la description qu'ils en donnent ne ressemble sous aucun rapport à celle que l'on trouve dans nos ouvrages ; aussi, grande fut la surprise dans cette assemblée quand on vint vous annoncer qu'avec du liquide fourni par de simples aphthes à la bouche on avait obtenu du *cowpox* et du *vaccin*. Je n'ai pas besoin de rappeler qu'en médecine humaine les aphthes constituent une éruption spéciale qu'on observe exclusivement sur les muqueuses ; que cette éruption consiste en de *petites vésicules* transparentes au début et qui deviennent blanchâtres ou d'un gris perlé ; que le deuxième ou le troisième jour la *vésicule* se déchire, et qu'à la place on trouve une légère ulcération qui disparaît en général en très-peu de jours ; que l'éruption , ordinairement discrète , peut être dans quelques cas rares confluente et s'accompagner de phénomènes fébriles ; mais que jamais l'éruption ne prend l'apparence pustuleuse, et que la peau y reste complétement étrangère.

Quant à la maladie aphtheuse, voici comment elle est décrite dans l'un des ouvrages les plus recents. (*Dictionnaire de médecine vétérinaire*, par MM. Bouley et Raynal, t. I, 1856.)

L'article est de M. Raynal.

Après avoir rappelé les noms divers sous lesquels elle est connue , l'auteur la définit de la manière suivante :

La fièvre aphtheuse est une maladie éruptive , enzootique ou épizootique, caractérisée par le développ ment dans la bouche, sur les lèvres et l'espace interdigité, de *petites ampoules* ou *phlyctènes* isolées ou confluentes. Le plus ordinairement le siége de l'éruption est limité à quelques points de là peau , mamelles, espace interdigité, et à la membane muqueuse de la bouche. On trouve plus particulièrement des *vésicules* sur la muqueuse du nez , du larynx, du pharynx, des bronches et du tube digestif.

Quant aux causes, M. Raynal les déclare peu connues et indépendautes des conditions climatériques. Il admet trois périodes.

La première est caractérisée par des phénomènes fébriles, par la rougeur et la douleur de la muqueuse, par la tension douloureuse et le gonflement de la peau des mamelles et des trayons, etc.; elle dure vingt-quatre à quarante-huit heures pour l'espèce bovine ; elle est plus courte pour les espèces ovine et porcine.

Dans la deuxième période la fièvre diminue, et on voit apparaître sur la muqueuse buccale, sur le mufle, autour des ailes du nez, sur les mamelles et dans l'espace interdigité, de petites *vésicules* arrondies , grosses comme un grain de millet ou une lentille, d'abord grises et qui deviennent blanches. Parfois allongées, parfois réunies en groupe, e les contiennent un liquide séreux qui plus tard devient opaque. Dans la bouche, elles ont la couleur de la muqueuse. Ordinairement, lorsque la bouche est très malade, les pieds et les mamelles n'ont presque rien.

La troisième periode est signalée par une amélioration notable, les pustules de la bouche disparaissent, l'épithélium se détache.

Celles de la peau résistent plus longtemps et se dessèchent quelquefois.

La quatrième période ou de cicatrisation commence du huitième au dixième jour. La durée totale de la maladie est de huit à seize jours.

Pour M. Raynal, l'affection n'est ni contagieuse ni inoculable ; mais sous ce rapport il est en désaccord avec son collaborateur M. Bouley.

On voudra bien déjà remarquer de nombreuses différences entre cette description de la maladie aphtheuse et celle qui caractérise les aphthes de l'espèce humaine. Dans un cas, éruption purement locale ; dans l'autre, éruption presque toujours généralisée sur la peau et les muqueuses. Mais si on veut se reporter à l'histoire qui a été donnée de la même maladie, bien longtemps avant M. Raynal, par un autre observateur, qui l'a étudiée lui-même sur la nature et dont l'autorité ne sera pas contestée, on verra que les croyances qui sont dans mon esprit ne sont pas une chimère et qu'elles sont de nature à faire faire de sérieuses réflexions. On a déjà compris que je voulais parler du travail que M. Rayer a publié en 1843 dans les *Archives de médecine comparée*, sous le titre de *Note sur l'épidémie aphtheuse de* 1838.

La maladie a été observée sur des vaches, des taureaux, des truies, des cochons, des chèvres et des moutons. Elle a offert trois périodes bien distinctes.

La *fièvre primaire*, comme l'appelle notre savant collègue, durait deux ou trois jours. Toutefois, l'état de l'animal dans son ensemble ne paraissait pas grave. L'*éruption* apparaissait le troisième ou le quatrième jour de l'invasion, aux *pieds,* dans la *bouche* et sur les *mamelles.* Sur le pis le nombre des élevures variait de 5 à 40 et plus. Ces élevures, d'abord de la dimension de la tête d'une grosse épingle, s'élargissaient et se dessinaient sur les trayons sous la forme de *pustules aplaties,* circulaires, quelquefois marquées d'un point plus foncé au centre. Les plus larges avaient les dimensions d'une pièce de cinq sous ; mais la plupart étaient moins considérables.

Tantôt isolées, tantôt contiguës, ces pustules étaient dures, solides au toucher. Elles dépassaient peu le niveau de la peau,

et leur surface était d'un blanc légèrement jaunâtre. Un très-
petit liséré rose les entourait parfois. C'était vers le neuvième
jour de la maladie qu'elles avaient acquis leur plus grande dimension. Jamais la sérosité n'était déposée dans ces élevures
des trayons de manière à soulever l'épiderme et former de petites
cloches, comme dans les maladies *vésiculeuses* proprement dites
ou dans les maladies *bulleuses*.

Dans aucune des périodes de ces élevures, pas même dans
celle qui en précédait le déclin, on ne trouvait au-dessous de
l'épiderme un petit dépôt de pus circonscrit; de sorte que si l'on
croit devoir se servir, avec quelques auteurs, du mot *pustule*
pour désigner ces élevures, il faut dire que cette expression est
prise non dans le sens étymologique rigoureux, mais d'après
une considération analogue à celle qui l'a fait employer pour
désigner les élevures de la vaccine et de la variole, qui ne sont
pas purulentes dans leur état, et dans lesquelles une couche
pseudo-membraneuse, imprégnée d'une humeur séreuse, est
déposée au-dessous de l'épiderme.

La période de dessiccation commençait sur les mamelles le-
dixième ou le douzième jour de la maladie. La croûte prenait
une teinte jaunâtre, puis une teinte bistre, et se détachait du
seizième au dix-huitième jour.

L'éruption de ces pustules était le plus souvent successive;
toutefois, il n'y avait en général qu'un assez court intervalle
entre les époques où chacune d'elles apparaissait. Dans quelques
cas il y avait aussi des pustules sur le corps même des mamelles.

A peu près à la même époque où les boutons apparaissaient
sur les trayons et souvent même avant, on en voyait se montrer dans la bouche, à la face interne des lèvres, sur la langue
et surtout sur le bord alvéolaire de la mâchoire supérieure et de
la mâchoire inférieure. Ils se montraient comme de petits sou-
lèvements de l'épiderme, circonscrits, aplatis, ovalaires, ayant
à peu près les dimensions des *pustules* des trayons; mais en les
incisant avec le bistouri, on les trouvait formés par l'épithélium
épaissi et imprégné d'une humeur séreuse qui ne l'avait pas *entièrement détaché de la surface externe du chorion*. La base de
ces élevures ou de ces p'aques gingivales ou linguales était en-

tourée par un petit liséré rose pâle. Plus tard, l'épithélium altéré se déchirait, soit par le contact des dents, soit par le frottement des aliments, et alors se formaient des excoriations superficielles.

Enfin, une éruption analogue se montrait sur la portion de la peau dégarnie de poils, située au fond de l'intervalle qui sépare les ongles du pied. En somme, la durée totale de la maladie était d'environ trois septénaires.

Chez les taureaux, l'éruption était rare ou nulle sur le scrotum, mais elle apparaissait quelquefois sur le mufle. Enfin, quoique en général l'affection marchât régulièrement sur la vache et le taureau, on voyait parfois des anomalies, telles que des éruptions successives, le gonflement des jambes, et sur quelques régions des *bulles* contenant une sérosité roussâtre ; d'autres fois enfin, la chute des poils. Sur une vache, en particulier, les poils du cou tombèrent dans une étendue considérable.

Je ne multiplierai pas davantage mes citations. Je recommande seulement la lecture et la méditation du mémoire de M. Rayer à ceux qui voudront juger en connaissance de cause, et je les engage surtout à comparer les planches dans lesquelles il a fait représenter *l'éruption aphtheuse* de divers animaux avec celles qui, dans l'ouvrage de Sacco, sont destinées à reproduire l'éruption du *cowpox* sur la vache. J'ai la conviction que cette comparaison, venant à la suite de toutes les autres considérations sur lesquelles je me suis étendu, fera une vive impression. Que M. Rayer n'ait pas songé à la variole, cela se comprendra sans peine. Il avait accepté de confiance la maladie décrite par les médecins vétérinaires sous le nom de *fièvre aphtheuse*, et se préoccupait surtout de la question au point de vue de l'hygiène et de l'économie domestique. Mais aujourd'hui que nous avons fait un grand pas de plus, est-il possible de méconnaître que l'affection des chevaux et des autres animaux offre une grande ressemblance ? et quand un homme comme M. Bouley a pu s'y tromper, on m'accordera bien, j'espere, qu'il doit y avoir de bien grandes analogies.

A toutes les époques d'ailleurs, elles avaient frappé les observateurs, mais ils avaient conclu à la non-identité de l'éruption aphtheuse et du *cowpox*, parce qu'ils n'avaient pas réussi dans les expériences qu'ils avaient tentées. Déjà, en 1800, Toggia l'avait décrite sous le nom de *ronzetto* (ou *vainolo*).

En 1810, Ozanne rapporte que beaucoup de médecins croyaient à cette identité, mais qu'ils échouèrent cependant dans les expériences qu'ils firent sur l'espèce humaine.

En 1825, pendant l'épizootie qui régna en Prusse et dans diverses contrées de l'Allemagne, on observa de fréquentes éruptions sur les mamelles des jeunes vaches, mais elles furent considérées comme du faux vaccin.

En 1846, M. Andreis, médecin vétérinaire, décrivit la maladie aphtheuse sous le nom de *febre venolosa*.

En 1834, Casper aurait essayé sans succès d'inoculer un enfant avec l'humeur prise sur les mamelles d'une vache atteinte de maladie aphtheuse.

Dans l'épizootie de 1839, d'après M. Rayer, plusieurs médecins firent des expériences sur l'homme ; les résultats ne lui en sont pas positivement connus, mais il suppose qu'ils durent être négatifs, en se fondant sur ses propres insuccès, sur ceux de MM. Bousquet, Eméry et Londe.

D'un autre côté, des expériences suivies de succès avaient prouvé que la maladie est inoculable d'un animal à un autre animal. Ainsi Saloz a pu la transmettre en 1810 à cinq vaches et deux moutons. Fabre cite Clerc, du canton de Vaud, qui aurait inoculé avec succès au moyen d'incisions faites sur la *peau en divers points*. De son côté, Levrat assure avoir transmis la maladie en introduisant la bave des malades dans la bouche d'animaux sains.

Il ne reste donc plus qu'à demander aux médecins vétérinaires de vouloir examiner de nouveau ce point de pathologie, sans passion et sans parti pris, et je demeure convaincu qu'ils arriveront à cette conclusion, qui est la mienne, à savoir : que leur maladie aphtheuse observée sur divers animaux n'est autre que la variole.

Me voici arrivé au terme de cette longue communication, et j'ai besoin d'invoquer l'importance de la question pour trouver mon excuse auprès de l'Académie ; mais j'ai une autre préoccupation : quelques plaintes, venues jusqu'à moi, me font craindre, en descendant de cette tribune, d'avoir, peut-être par quelque vivacité de langage échappée à l'improvisation, laissé dans l'esprit de M. Bouley une impression capable de refroidir un peu nos bonnes relations ; s'il en était ainsi, j'en serais désolé, et je m'empresse de retirer tout ce qui aurait pu le blesser. Nul n'estime plus que moi son talent et son caractère, et c'est parce qu'il nous a donné si souvent des preuves de son indépendance, que j'ose encore espérer qu'il approuvera dans son contradicteur ce dont il sait user si largement pour son propre compte. En combattant le savant, je n'ai pas cessé de respecter l'homme. J'ai exposé franchement et sans détour ce que je crois être la vérité. Je ne connais que ce moyen d'être utile à la science.

Conclusions. — De tout ce qui précède et des diverses communications que depuis plusieurs années j'ai eu occasion de faire à l'Académie sur le même sujet, je crois être en droit de tirer les conclusions suivantes :

1° Il n'existe pas de virus-vaccin.

2° Le prétendu virus-vaccin qu'on considère comme l'antagoniste, le neutralisant du virus varioleux, n'est autre que le virus varioleux lui-même.

3° Les espèces bovine et chevaline sont sujettes à une maladie éruptive qui est identique, quant à la *nature*, à la variole de l'espèce humaine.

4° Il est à peu près démontré qu'il en est de même pour plusieurs autres espèces animales (porcs, moutons, chèvres, chiens, singes, etc. Je suis moins affirmatif en ce qui concerne ces derniers animaux, parce que je n'ai pas encore une expérience personnelle suffisante).

5° Les phénomènes locaux et généraux que présentent les animaux sont les mêmes que ceux observés chez l'homme. Il n'y a de différences, quant aux pustules, que celles qui dépendent de la structure de la peau et de la présence de poils nombreux.

6° Comme dans l'espèce humaine, la variole apparaît sous forme sporadique ou épidémique dans les espèces bovine et chevaline.

7° Du cheval on l'inocule facilement à la vache, et réciproquement.

8° De la vache, on l'inocule sans peine aux individus de l'espèce humaine, pourvu qu'ils n'aient eu ni la variole spontanée ni la variole inoculée.

9° Du cheval, on l'inoculerait sans doute aussi à l'homme ; mais la prudence n'a pas permis jusqu'ici de tenter ces expériences, le cheval étant sujet à plusieurs autres maladies graves qui pourraient s'inoculer en même temps.

10° La variole de l'homme s'inocule à la vache, au cheval et à plusieurs autres espèces.

11° Quand une épidémie de variole sévit sur l'espèce humaine, elle peut s'étendre par contagion aux animaux (vaches, bœufs, chevaux, moutons, etc.).

12° Une épidémie de variole peut débuter par les animaux et s'étendre également à l'homme.

13° La variole inoculée produit une réaction générale beaucoup moins grande que la variole développée par simple contagion. Cela est vrai pour l'espèce humaine et surtout pour les autres espèces animales.

14° Les pustules qui résultent de la variole inoculée sont souvent limitées aux points mêmes de l'inoculation.

15° Quand une éruption secondaire se produit, elle est presque toujours insignifiante et se compose d'un très-petit nombre de pustules faciles à compter.

16° D'une manière générale, on peut dire que la variole des animaux est plus discrète et moins grave que celle de l'espèce humaine.

17° On a beaucoup exagéré les dangers de l'inoculation de la variole dans l'espèce humaine. Il suffit d'étudier sans idée préconçue ce qui a été écrit sur ce sujet, pour s'en convaincre.

18° Il est probable que les animaux sont, comme l'homme, sujets à des éruptions aphtheuses.

19° Mais la *maladie aphtheuse*, telle qu'elle est décrite par plusieurs de nos vétérinaires modernes, n'est autre chose que la variole.

20° C'est un chapitre nouveau qui doit désormais trouver sa place dans les dictionnaires et dans les traités de médecine vétérinaire, sous le nom de variole.